EXPOSITION RAISONNÉE

INSTITUTIONS SANITAIRES

DEPUIS LEUR ORIGINE JUSQU'À NOS JOURS,

PAR L. BOURGOUIN.

PARIS,

DE L'IMPRIMERIE D'EVERAT,

RUE DU CADRAN, N.° 16.

1820.

Tc¹4

CONCOURS — MOREAU DE LA SARTHE.

DISSERTATION PRÉSENTÉE A L'ACADÉMIE ROYALE DE MÉDECINE,

LE 5 MAI 1829.

EXPOSITION RAISONNÉE

DES INSTITUTIONS CONNUES SOUS LES NOMS

DE

CORDONS SANITAIRES, DE LAZARETS,

DE QUARANTAINES, ETC.,

DEPUIS LEUR ORIGINE JUSQU'A NOS JOURS.

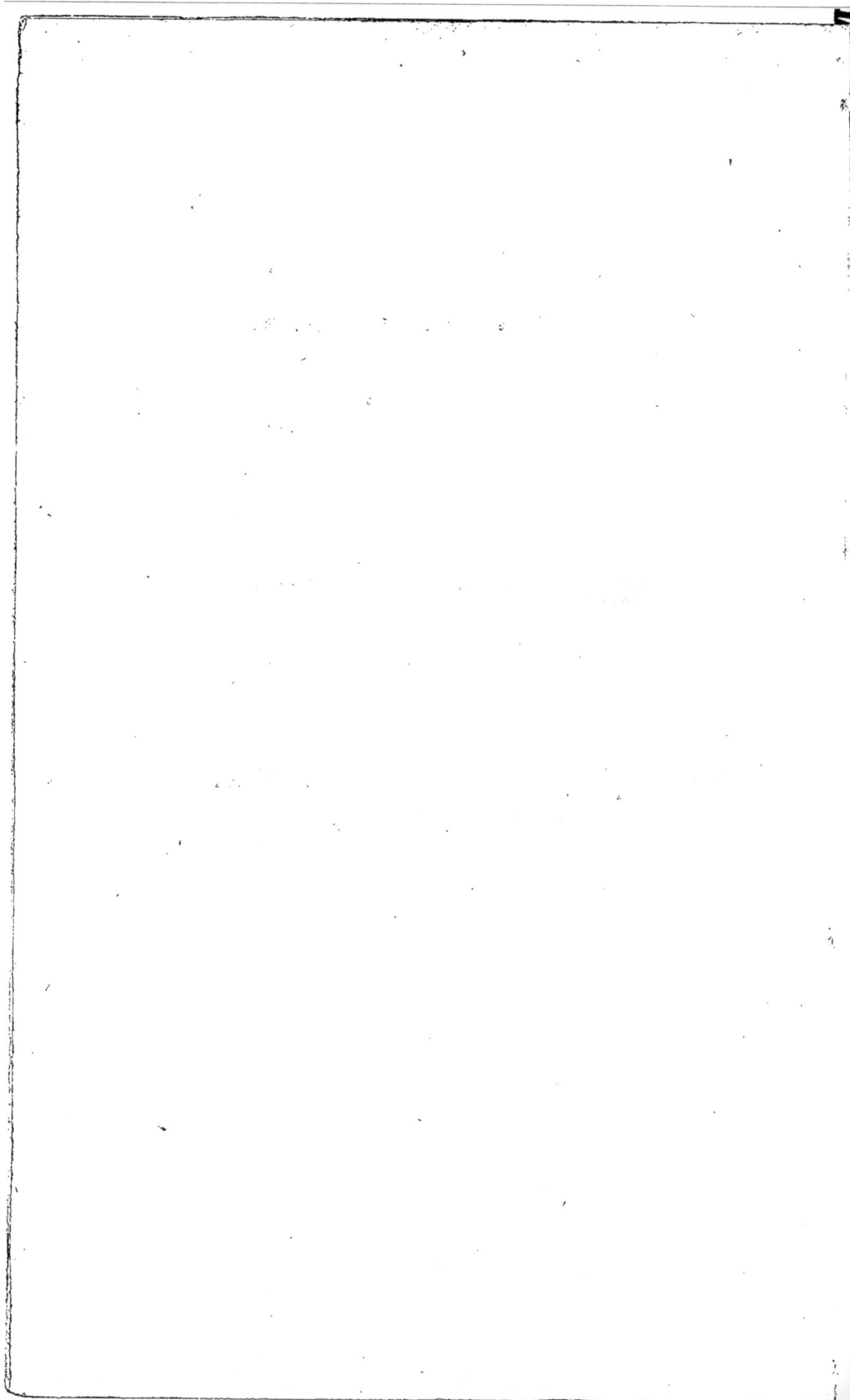

EXPOSITION RAISONNÉE

DES

INSTITUTIONS SANITAIRES,

DEPUIS LEUR ORIGINE JUSQU'A NOS JOURS,

PAR L. BOURGOUIN.

Veniâ opus habebo apud eos qui, hæc politicâ
gravitate dira et mœsta et desertis simillima
legentes, meque et tàm horribile carmen
fortassè aspernabuntur.

Ripamont, *De Peste Mediolanensi*
anni 1630, pag. 2.

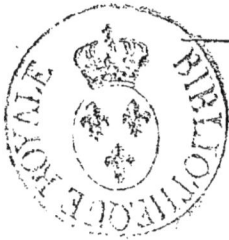

PARIS,

DE L'IMPRIMERIE D'ÉVERAT,

RUE DU CADRAN, N° 16.

—

1829.

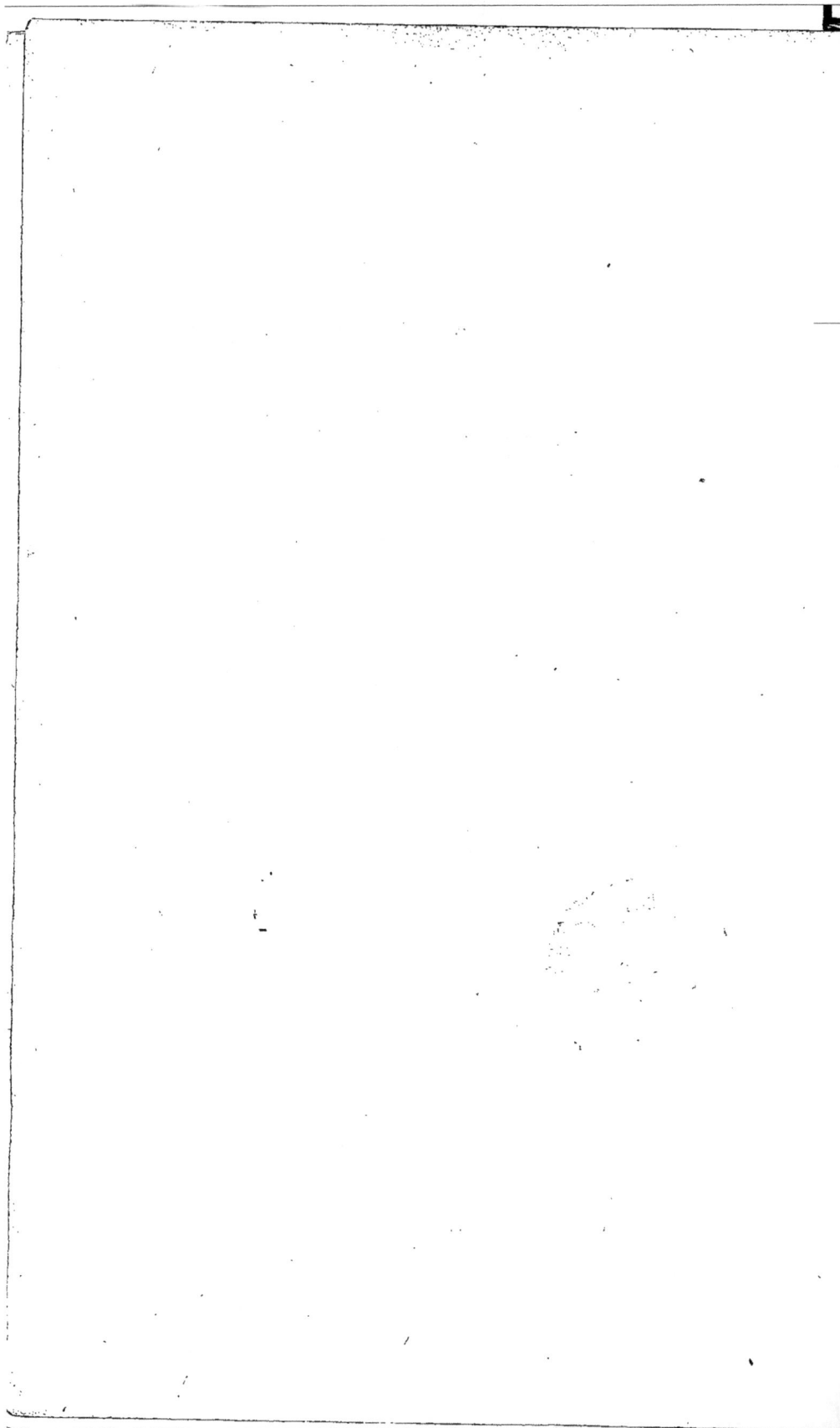

EXPOSITION RAISONNÉE

DES

INSTITUTIONS SANITAIRES.

Il est des maladies qui se reproduisent comme des êtres organisés; elles ont un germe ; ce germe déposé dans d'autres économies, s'y développe et avec lui une maladie semblable à celle dont il est émané.

La contagion (c'est le nom de ce phénomène que la médecine égarée par la physiologie s'efforce de méconnaître), est inexplicable sans doute ; la génération l'est aussi, et l'acte par lequel elle s'accomplit, source spéciale d'une maladie de ce genre, présente la même obscurité à la pathologie et à la physiologie, soit qu'il infecte ou qu'il féconde; il réunit deux mystères également impénétrables.

Ici, il est vrai, un contact intime ou du moins immédiat favorise la transmission; le germe de la maladie, le *virus* est *fixe*. Mais d'autres fois le *virus* est *volatil*, il s'étend avec la chaleur halitueuse qui s'échappe du malade, et dissous dans l'atmosphère, il peut atteindre à une certaine distance. On croit qu'il se comporte à la manière d'un poison étendu ou concentré dans un liquide, et que son action est plus intense dans une atmosphère où plus de malades sont rassemblés. Quoi qu'il en soit de toutes les vues semblables, il suffit ici qu'on veuille reconnaître à la contagion assez d'activité dans certaines circonstances pour s'étendre, par exemple, dans toute une ville. Dès-lors la tâche de la médecine n'est plus de disputer une à une quelques victimes à la mort, mais de lui dérober à la fois des populations tout entières. Tel est le but des institutions dont j'ai à présenter l'exposition. Les moyens sont simples; intercepter les communications, ou du moins les soumettre à des précautions et à des épreuves, établir des enceintes où les divers degrés de la maladie achèvent isolément leur cours dans un temps qu'on leur assigne et au-delà duquel tout danger soit éteint; hâter et assurer la destruction des germes dans toutes les substances où ils peuvent se fixer : voilà à quoi ces moyens se réduisent.

On conçoit que de semblables institutions essentiellement uniformes en elles-mêmes ne peuvent offrir l'intérêt qui s'attache aux grands changemens. Leur histoire se borne à rechercher sous l'influence de quelles idées et de quels événemens elles s'établissent, se maintiennent ou s'effacent.

Pour en apprécier l'utilité, il faudrait pouvoir déterminer la nature plus ou moins contagieuse de beaucoup d'épidémies anciennes : c'est-à-dire qu'une des questions les plus délicates de la médecine nous serait offerte à travers l'obscurité de l'histoire.

Il n'existe aucun traité sur cette partie importante de l'hygiène publique; s'il ne fallait qu'en rassembler les matériaux épars dans l'amas fastidieux des écrits sur la peste, les chroniques, les histoires et descriptions particulières de villes et de provinces, les recueils d'ordonnances et d'arrêts, etc., la tâche serait déjà pénible; mais il faut encore démêler dans ce chaos les intérêts du commerce, les rivalités des villes, les secrets desseins de la politique, et enfin porter, s'il se peut, dans l'histoire, l'exactitude et la précision que nous sommes habitués à trouver dans l'étude de la médecine.

On cherche en vain dans l'antiquité grecque et romaine quelque chose qui ressemble à ces institutions; l'idée même de la contagion était peu répandue, et l'on en trouve à peine des traces vers l'époque d'Hippocrate : elle l'était davantage

au temps de Galien, et déjà une loi de Tibère avait défendu
les baisers qui propageaient la mentagre. Toutefois, aucune
des grandes épidémies dont les anciens ont parlé sous le
nom de peste, n'a dans leurs récits un caractère contagieux.
Il faut en dire autant de la fameuse peste de cinquante-deux
ans au VIe siècle; Procope (1) surtout remarque expressément
qu'elle n'était pas contagieuse, et cet écrivain, dont le facile Freind voulut faire un médecin, s'accorde avec les historiens ecclésiastiques sur la manière dont l'affection débu-
tait : on se sentait frappé tout à coup par des génies ou dé-
mons (δαιμονες) répandus dans l'air. La maladie était attribuée à la colère divine, et les lois de Justinien contre les
blasphêmes et la pédérastie furent les seules mesures qu'elle
provoqua.

Vers ce même temps s'établissait l'usage d'un isolement ou
séquestration que l'on voit se transformer insensiblement en
mesures sanitaires dirigées contre une maladie inconnue jusque là dans l'Occident. Je veux parler de la lèpre et des maladreries. L'idée de la lèpre avait sa source dans les livres des
Juifs; c'est là qu'il faut remonter.

A certaines apparences, telles que la séquestration des
personnes, la purification des vêtemens et des habitations, il
est naturel que l'on croie d'abord voir un système de mesures hygiéniques analogues à celles dont j'ai à traiter : je
pourrais sans doute accorder une antique origine aux institutions sanitaires.

Cependant, nous ne savons ce que c'est que la lèpre *des*
murailles ni même celle des personnes. Quant à la lèpre des

---

(1) Le passage décisif avait été retranché des éditions de Procope, et Mer-
curial ne le trouvait pas dans son exemplaire. Les contagionistes du XVIe
siècle profitèrent de cette suppression que sans doute ils avaient faite; il
leur fut aussi facile de torturer le sens de Procope que celui d'Évagre et
de Thucydide. Le passage a été rétabli dans toutes les éditions, et l'on ré-
pète que Procope a décrit une peste contagieuse!

vêtemens, cette tache qui *s'accroît dans les tissus de laine et de lin, et dans tout ce qui est fait de peaux d'animaux*, il est évident pour Calmet lui-même qu'il s'agit de solution de continuité faite par des larves d'insectes, et ces règles de propreté et d'économie domestique semblent confirmer le jugement de Campanella sur la législation hébraïque, *apta pueris sub pœdagogo et magistro degentibus*, dit ce moine, bien capable de l'apprécier dans son ensemble, puisque, théologien de profession, il était philosophe et médecin par ses goûts et par son génie. Peut-être l'isolement prescrit par le Lévitique pour tant d'autres cas d'impureté qu'il n'est pas possible de rapporter à la contagion, était-il autre chose qu'une mesure sanitaire. Le médecin laisserait au moraliste la tâche d'admirer ces dispositions que Leclerc avait sagement exclues de son histoire de la médecine, la meilleure de toutes, malgré les Allemands. On y voit en effet, outre certaines conséquences du droit de *séquestrer* d'après l'inspection d'une tache, l'influence de la propreté sur la pureté de l'âme. Cette dernière idée se retrouve dans toute la législation Mosaïque; elle paraît y être le vestige d'un système répandu jadis dans tout l'Orient, et surtout dans la Perse, où Hérodote trouva même établie la séquestration dont il s'agit. Il paraît aussi que les idées qui se rattachent à cette séquestration étaient tombées en désuétude chez les Juifs; du moins elles ne firent point partie des nouveaux codes religieux. Seulement le mot *Lèpre* qui exprimait cette *impureté* mystique, se maintint dans le langage; dans l'Évangile il signifie des *ulcères;* les médecins arabes l'appliquèrent à certaines maladies cutanées. On devine comment ce mot ainsi conservé réveilla depuis des idées analogues à celles qu'il avait primitivement exprimées. Les légendes désignèrent les pauvres par l'expression de l'Évangile (pauvre lépreux, *mendicus ulceribus plenus,* Vulgate, dans la parabole du bon pauvre et du mauvais riche.) Cette expression propre à exciter l'intérêt en leur faveur devint familière; quelques substances âcres, appliquées sur la peau, les rendaient semblables au pauvre lépreux de l'Évangile, et leur procuraient un accès dans les hôpitaux fondés par les riches. Au dégoût pour les malheureux renfermés dans ces maisons, se joignit bientôt la crainte d'un danger. La lèpre était peut-être déjà réputée contagieuse au VIe siècle lorsqu'on bâtissait des maladreries hors des villes (*xenodochium leprosorum suburbanum.* Grégoire de Tours).

Il fut de plus en plus question de lépreux dans les siècles suivans, et l'on dit même communément que la lèpre fut introduite dans l'Europe par les croisades, bien que les Capitulaires de Charlemagne en fassent mention (*Leprosi ne se intermisceant alio populo*). On ne doutait pas qu'il ne fût dangereux de communiquer avec ces malheureux, et c'est sans doute le véritable motif pour lequel le troisième concile de Latran les dispense de donner la dîme de leurs récoltes. Dix-neuf mille maladreries couvraient, dit-on, l'Europe chrétienne. Que de malheureux se virent peut-être retranchés de la société pour des affections cutanées sans danger pour les autres, et même sans gravité pour eux mêmes ! Non, rien n'indique qu'il y ait jamais eu une maladie spéciale. La lèpre n'a pas plus disparu que les possessions, idée de la même date et de la même origine ; les possédés se magnétisent, les lépreux sont reçus à l'hôpital Saint-Louis. Les maladies changent moins souvent que les noms qui les désignent.

Enfin, cette opinion, contestée déjà dans le moyen âge, s'efface dans les XVe et XVIe siècles. La maladie dut se montrer moins fréquente lorsque notre classique Ambroise Paré, qui la croit encore *contagieuse quasi comme la peste*, retranchait plus de la moitié des quatre-vingts signes auxquels on la reconnaissait. Les parlemens (1) enlèvent l'examen des lépreux aux prêtres invoquant en vain la loi divine : *vade, ostende te sacerdotibus.* (Évang. Matth., VIII., 4.) Les maladreries presque désertes n'étaient plus qu'une source de revenus de-

(1) En 1534. Voy. Papon, *Arrests notables*, page 220.

puis long-temps dilapidés; elles devinrent pour deux ordres de chevalerie (1) la récompense des services militaires ou de la faveur, et enfin furent réunies aux hôpitaux (2). C'était une destination plus conforme au but primitif de ces établissemens, créés, dans le cours du moyen âge, des tributs de la piété, de la bienfaisance et des expiations.

Il n'est personne qui n'ait vu de ces maisons consacrées la plupart à saint Lazare (3). L'habitant des campagnes craint de s'arrêter trop près d'un séjour dangereux. Voilà les dernières traces, au moins en France, d'une idée qui n'aura bientôt plus à s'effacer que de nos livres d'hygiène (4).

La contagion de la lèpre fut long-temps la seule que l'on

(1) Les ordres de Notre-Dame-de-Mont-Carmel et de Saint-Lazare. Édit de 1672.

(2) Édit de 1693.

(3) On sait que Lazare est le nom du pauvre lépreux de la parabole évangélique. Les lépreux ont été désignés quelquefois sous le nom de *Lazari;* et c'est à ce mot, qu'on trouve dans le Vocabulaire de Ducange, ce qui les concerne. Les maladreries prirent le nom de *lazarets* vers l'époque où, la contagion pestilentielle prenant la place de la contagion lépreuse, elles servirent à recevoir des pestiférés.

(4) Il existe un hôpital de lépreux dans l'île de Scio ; il est sous l'inspection des intendans de santé établis contre la peste. Chaque malade a une petite chambre séparée et un petit jardin. (*V.* Olivier , Voyag. 2e , tom. 1, chap. 26.)

Dans un réglement d'hôpitaux publié en Italie, en 1789, on lit :

Dello spedale dei malati cutanei. *Per malati cutanei ammissibili in questo spedale s'intenderanno i lebbrosi , i rognosi , e i tignosi. Per ciascheduna di queste tre classi vi sara una stanza separata, etc......* *e più altra stanza contigua per la convalescenza o per gli sperimenti della respettiva guarigione; e cio all' effetto princlpalmente, che simili i individui siano riabilitati al commercio , e alla societa senza rischio d'ulterior prejudicio. (Regolamento dei regi spedali di Santa-Maria , Nuova e di Bonifazio. Firenze , 1789, in-4° , page 370.)*

Ici la lèpre paraît être la variole. Les voyageurs qui cherchent dans l'Orient la lèpre du Lévitique , y trouvent certainement des maladies cutanées ; malgré cette découverte , on peut rester convaincu que tout ce qui se dit sur la lèpre est chimérique.

craignît ; quant à la peste, on rapportait tous ses effets à une corruption générale de l'air. C'était un fléau dans l'acception primitive de ce mot (*flagellum Dei*), et l'on voit même un pape décider qu'il est absurde de fuir en temps de peste puisque personne ne peut échapper à la main de Dieu. Néanmoins la fuite était, après la prière et la pénitence, le moyen ordinaire que lui opposaient les rois et les papes eux-mêmes, quelquefois aussi les populations.

C'est au milieu du XIVᵉ siècle que, pour la première fois, les histoires nous parlent d'une peste contagieuse. Ce caractère se trouve du moins dans presque tous les récits, au milieu de beaucoup d'idées bizarres, dont l'épidémie de 1348 fut le sujet. L'idée qui l'attribuait aux Juifs dut se présenter la première. Déjà, quelques années auparavant, ces mêmes Juifs et les Lépreux conjurés dans toute la chrétienté, avaient tenté d'infecter les eaux pour répandre la lèpre ou la mort parmi les chrétiens, et surtout parmi les princes. Les chroniques sont aussi unanimes sur ce complot que sur la peste de 1348. La terreur avait été aussi générale ; on avait massacré dans toute la chrétienté des lépreux et des Juifs ; l'atroce avait suivi l'absurde. On tua aussi des Juifs en 1348. En outre on établit des gardes aux portes des villes ; tous les inconnus qui se présentaient étaient soumis à une perquisition, et s'ils étaient porteurs de quelque poudre ou composition suspecte, on la leur faisait avaler.

« Dans une certaine contrée du côté de la Chine, il tomba une pluie de feu sous forme de neige, qui brûla la terre, les arbres, etc., en répandant une grande fumée. Tous ceux qui avaient aperçu cette fumée mouraient en quelques heures, et ceux qui les voyaient eux-mêmes mouraient aussi de la même manière. Dix galères, dont deux étaient Génoises, passèrent par là ; quelques-uns de ceux qui les montaient ayant regardé des hommes qui avaient vu la fumée, prirent la maladie qui fut ainsi portée à Constantinople et à Péra, puis en Italie. (*Chronicon Estense*, dans Muratori, *Scriptor. ital*, xv.) »

Cette histoire se trouve admise dans l'Encyclopédie qu'on cite tous les jours comme une autorité aussi imposante que sa masse. Convaincus que la servilité des compilateurs a pu transmettre plus d'une erreur du XIV⁰ siècle au XIX⁰, nous ne présenterons qu'avec réserve l'autorité des siècles à ceux qui rejettent les institutions sanitaires.

D'après une autre relation, la maladie qui fut rapportée d'Orient par les deux galères Génoises était une punition de Dieu, parce que ces Génois avaient aidé les Turcs et les Sarrazins à prendre une ville chrétienne sur les Grecs. On les chassa de Gènes, ils allèrent à Pise et y portèrent la maladie. Les habitans des territoires voisins arrêtèrent toute communication avec la ville de Pise, et empêchèrent les habitans d'en sortir. (*Cronica sanese, ab angelo Turœ usque in* 1352. Muratori, *Scriptor. ital.*, xv.)

Il en fut de même à Padoue : *Unus solus incognitus venit Paduam, qui civitatem infecit.... Civitates cupientes evitare talem pestem, omnibus extraneis prohibebant ingressum. Sic mercatores de civitate ad civitatem non poterant ambulare.* (Cortusiorum historia de novitatibus Paduæ et Lombardiæ usque ad 1354, cap. xiv.)

Des mesures semblables étaient prises dans toutes les parties de l'Italie. Il paraît toutefois que la terreur n'était pas universelle, et qu'il faut en excepter au moins les vainqueurs qui pillaient alors l'Italie (1).

Il serait difficile de se faire une idée exacte de ce qui se passa en 1348, à travers le langage lugubre qui était dans le goût de ce temps. On sait que les historiens du moyen âge se complaisent dans les récits d'inondations, de famines, de pestes, d'épizooties : ils aperçoivent jusque dans les airs des événemens tels que celui-ci : *strages avium mutuo pugnan-*

(1) *Durantibusque prœdictis vidi gentes extraneas malas regnare nec curare de peste ipsâ, sed rapere, incendia pònere, prœdari, etc. (Petri Azarii Chronicon,* Murator. *Script. ital.,* xvi).

tium. Quand on est fait à leur habitude d'enfler les désastres pour exciter le seul genre d'intérêt qui leur soit permis, on est moins surpris de les voir raconter, entre des événemens communs et avec la même sécheresse, qu'il a péri la moitié de la population de l'Europe et les neuf dixièmes de celle de l'Orient. Cette exagération en raison des distances se comprend mieux encore lorsqu'on rassemble les témoignages pour fixer la date. On voit alors que les uns attribuent la peste à la multitude des pélerins qui se rendaient en Italie pour le Jubilé, c'est-à-dire en 1350, tandis que d'autres la font commencer dès 1345. Une mortalité étendue sur plusieurs années de guerres (1) et de désordres, fut peut-être le fondement de tous ces récits.

L'origine orientale de la maladie et l'apparition des bubons, sont sans doute des caractères décisifs quand ils sont constatés. Observons que les descriptions de pestes, depuis Thucydide, sont toutes jetées dans le même moule. Nos chroniqueurs n'ont-ils pu modeler leur narration sur celles de la peste du VIe siècle par les écrivains ecclésiastiques ?

Ces détails peuvent sembler longs; on est plus court quand on se borne à dire que la peste de 1348, décrite par le conteur Boccace, a enlevé la moitié du genre humain. Mais il s'agit de l'origine des lazarets, il importerait de savoir si elle fut due à une terreur panique. En outre, ces reflexions, en partie applicables à d'autres récits du même genre qu'on trouve dans les historiens, n'auront point été inutiles, si m'apprenant une fois pour toutes à me défier des pestes qui font le tour du monde, et enlèvent la moitié du genre humain, elles me mettent en garde contre l'erreur banale d'élever trop haut l'importance de son sujet.

Dans ce double but, recherchons encore quelle idée les médecins se faisaient de la peste. Rhasès était un de

---

(1) *Hoc tempore Christianitas in quinque locis furebat in armis.*
1° *Contrà Turcos juxtà Smyrnas, etc.* (Cortusiorum Historia).

leurs guides; on a lu long temps, sous le titre *de peste*,
son traité de la variole, un des plus beaux monumens de la
médecine Arabe : aussi a-t-on conservé jusqu'aujourd'hui
sur la peste quelques idées qui se rapportent à la variole. Ils
trouvaient encore dans Hippocrate et dans Galien la descrip-
tion et le traitement de la maladie qu'ils avaient sous les yeux.
Ainsi les médecins continuaient de prescrire ou d'appliquer
eux-mêmes les soins minutieux qui sont encore aujourd'hui
les seuls que nous ayons à opposer aux *fièvres continues
graves*. L'effroi qu'inspirait le seul nom de la peste leur fournissait de plus l'indication particulière de soutenir et de dis-
traire l'esprit. Tussignano veut qu'on fasse entendre des
chants autour du malade, et qu'on l'amuse par des récits ;
il entremêle dans ces préceptes celui d'entretenir la liberté
du ventre : *Circa eum fiant clamores et cantus...... omni
die habeat beneficium ventris.... audiat historias, historias
delectabiles et lœtificantes.* (De peste evitandâ, cap. IV.)
On reconnaît là un usage dont Boccace s'est emparé pour
donner un cadre à ses récits ; il suppose en effet, pour en
excuser la liberté, qu'ils furent destinés à égayer une quarantaine de dix jours (*Decameron*), suivant l'usage de ce
temps.

Si Tussignano admet la contagion même médiate, elle ne
lui inspire point une crainte excessive. Il indique aux médecins quelques précautions qu'ils doivent prendre auprès des
malades. Il prescrit de prendre garde à la *matière tirée du
sang* par la ventouse. (*Caveat sibi medicus à malis fumis.
Imo cam non tangat manu, quia ibi distillatur materia
virulenta subtilis venenosa sanguini mixta contagiosa.*)

On oublie toujours de citer Guy de Chauliac, quand on
parle de la peste de 1348, et l'on préfère à son témoignage
celui de Boccace ; peut-être ne faut-il pas s'en plaindre. En
effet, ce n'est plus ce Guy de Chauliac si remarquable, esprit
doué de cette érudition judicieuse, rare alors, rare même
dans tous les siècles, par laquelle on est, comme il le dit

lui-même, un enfant monté sur les épaules d'un géant : c'est le médecin du pape n'osant démentir les terreurs qui ont fait déserter la Cour d'Avignon et celle de Paris, c'est l'écho des chroniques; et s'il ajoute au récit absurde qu'il leur emprunte quelques traits qui rappellent l'observateur, dans ce tableau trop rétréci, un partisan exclusif de l'*infection* aurait le droit de ne voir autre chose que la marche annuelle ordinaire des maladies : des péripneumonies l'hiver, des éruptions l'été.

On a déjà vu dans ce qui précède les premières mesures sanitaires. On les a vues naître dans le tumulte de la peur, sans le concours des autorités régulières et sans la participation active de la médecine. Nous allons les voir se développer et se régulariser, Nous trouverons désormais dans les actes publics une grande partie des documens dont nous avons besoin. Un des plus étendus est un édit du duc de Milan, fait en 1374. Comme cette pièce n'a jamais été tirée des chroniques où elle est enfouie, je crois devoir la rapporter textuellement presque tout entière :

Nos Dominus Mediolani etc. Imperialis Vicarius generalis, etc.

Volentes subditos nostros à contagione morbi quanto plus possumus conservare, fecimus quædam decreta, etc. Volumus quod quælibet persona, cui nascentia vel brosa veniet, statim exeat urbem, vel castrum, vel burgum in quo fuerit, et vadat ad campos in capannis vel in nemoribus, donec aut moriatur aut liberetur. Item qui servient, stent post mortem alicujus decem dies antequam habeant consortium cum aliquâ personâ. Item sacerdotes ecclesiarum parochialium inspiciant infirmos et videant quod malum est, et statim notificent inquisitoribus deputatis sub pœnâ ignis. Item quod omnia bona tam mobilia quam immobilia applicentur cameræ Domini. Item qui aliunde portaverit epide-

miam similiter ejus omnia bona sint cameræ Domini,
etc. (1). *Chronicon Rhegiense.* Apud Muratori, *Scriptor.*
ital. XVIII. 82.

On voit là 1° les pestiférés simplement bannis des villes,
comme l'étaient les lépreux, comme le seront plus tard les
premières victimes de la syphilis; 2° l'examen des pestiférés
confié aux prêtres, comme celui des lépreux; 3° les effets de
ces mêmes pestiférés si peu suspects qu'on les confisque (2);
4° la quarantaine bornée à dix jours.

C'est vers le même temps que fut établi près de Vérone un
hôpital destiné à recevoir en tout temps les lépreux, et en
temps de peste ceux qui seraient atteints de la contagion (3).

En 1383 le seigneur de Milan donne des ordres pour
qu'on empêche les personnes venant des endroits infectés de
la peste d'entrer dans ses états (4).

Ce fut un beau décret du sénat de Venise que celui qui défendit à tout sénateur d'abandonner la ville en temps de peste.

(1) Muratori indique une lacune dans le manuscrit, immédiatement
avant cet édit; elle prive sans doute l'histoire des institutions sanitaires de
quelques documens curieux : car cet édit ne paraît pas avoir dû être le premier de ceux que fit le duc de Milan.

(2) Cette voie de contagion était cependant connue. *Quelli che favella-*
vano alli ammalati e toccavano le lor cose *ammalavano e presto mo-*
rivono (1348). Chroniche di Pisa, del' dottore Marangone, *Pisano* dans
la collect. : Rerum italicar. scriptores ab anno 1000 usque ad 1600, ex
Florentinarum bibliothec. Codicibus. Flor., 1748, in-fol., tom. 1. Il est
vrai que cette chronique n'est pas tout-à-fait contemporaine; mais Boccace parle de même.

(3) *Est extra Veronam.. hospitale.. ducentis abhinc annis.. erectum*
ut ejus redditibus assiduè Leprosi tempore verò pestilentiæ morbo infecti
curarentur. (Commentariolus quo explicatur quâ ratione Dominus pestilentiæ suspicione comminatus sit Veronæ, anno sanctissimi Jubilei 1575,
Veronæ, 1576.)

(4) *Maximus morbus fuit Senis, Florentiæ, Bononiæ, etc., in pe-*
demontibus usque in Galatiam per totam Græciam et in partibus infide-
lium.. Unde Dominus Bernabos mandavit officialibus suis ut non permit-
terent venire aliquem venientem a locis infectis in suis terris sub pœnâ fur-
carum. (*Chonicon Rhegiense, apud Muratori.* Script. It. XVIII, 90.)

Quelques années après, Venise avait un lazaret (1423); il suffisait à peine à l'immense commerce que faisait alors cette ville; il fallut en construire un nouveau en 1468. Vers le même temps plusieurs décrets successifs du sénat fixèrent les constitutions sanitaires. Mead avait vu ces pièces, ainsi qu'Howard (1).

On trouve dans le livre de Septal les réglemens sanitaires qui furent faits à Milan en 1534.

Le lazaret de cette ville était remarquable pour un monument de ce genre. Il renfermait trois cent soixante-cinq chambres chacune de huit ou dix lits; en outre les portiques qui régnaient dans toute son étendue pouvaient abriter une foule nombreuse. Il y avait au milieu, suivant l'usage observé dans les lazarets d'Italie, une chapelle à jour pour célébrer la messe à la vue de tous les malades. Il était entouré de fossés pleins d'eau.

Milan peut se placer à côté de Venise pour l'étendue qu'y reçurent de bonne heure les institutions sanitaires, et le parallèle qu'on pourrait faire de ces deux villes détruirait sans peine les conséquences qu'on a cru pouvoir tirer des précautions sanitaires de Venise maritime et commerçante.

Dans les terres comme sur les côtes, toutes les villes de l'Italie se tenaient en garde contre la peste. On pense bien que toutes les craintes n'étaient pas justifiées, et il serait injuste de tirer trop d'avantage de quelques faits négatifs. Ainsi on trouverait peut-être que la peste qui donna lieu en 1547 à la translation du concile de Trente à Bologne, avait été supposée pour rapprocher le concile du pape et le soustraire à l'influence de l'empereur. C'est du moins ainsi que le fait est rapporté dans l'Histoire du Concile de Trente, par Fra Paolo Sarpi, cette histoire qui paraissait à Guy Patin *la plus belle qui eût été faite depuis mille ans.* Le chantre de la syphilis,

(1) *Voy.* l'extrait qu'en donne Howard (*Histoire des principaux lazarets de l'Europe*).

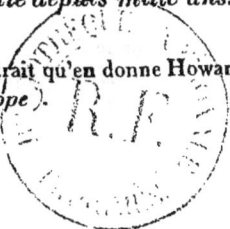

2

Fracastor, était le médecin en titre du concile de Trente ; ce
fut lui qui prononça l'oracle qu'on attendait de la médecine.
Il assura que la peste était à Trente, et qu'une prompte fuite
pouvait seule soustraire les pères au danger. Il joignit
l'exemple au précepte ; de retour en Italie, il se hâta d'écrire
un traité de la contagion. On sait que la syphilis était pour
lui le type des maladies ; il croyait la phthisie pulmonaire
même contagieuse, et il la traitait par le mercure ! Fracastor
exerça sans doute une fâcheuse influence sur les opinions
des Italiens ; mais dans les controverses récentes, quelques
médecins qui ont cru remonter à l'origine des institutions sa -
nitaires et des idées de contagion ont présenté ce médecin
comme l'auteur de ces idées en Italie. N'ajoutons pas aux
erreurs qui se rattachent au nom de Fracastor, en lui rappor-
tant une influence qu'il ne put avoir ; contentons-nous d'en
faire encore le rival de Virgile (1).

C'était encore à la ville de Trente que l'on rapportait
l'origine de la peste qui donna lieu dans presque toute l'Italie à tant de mesures sanitaires en 1575. Elle atteignit successivement Vérone, Mantoue, Milan, Venise, et en 1576
elle passa à Parme, puis à Vicence où était Massaria. Aucune
peste peut-être n'a été l'objet d'autant de relations et de
discussions de la part des médecins ; aucune n'a laissé plus
d'obscurité sur son origine et sa nature. Susio, avec clarté,
brièveté et précision, qualités dont le prix se fait vivement
sentir quand on parcourt les livres que la peste a fait éclore,
soutint qu'il n'y avait eu dans les maladies observées aucun

---

(1) On lit dans deux ouvrages récents dirigés contre la contagion, page
16 de tous les deux (l'édition est la même ; les deux n'en ont eu qu'une).

« *Fracastor, qui vivait dans le quinzième siècle, est le premier qui ait
admis l'idée de la contagion d'une manière positive, du moins telle est la
remarque de* Heurnius, de Peste, cap. 3. Il y aurait à dire sur cette phrase :
1° Que Fracastor ne vivait pas dans le quinzième siècle ; 2° qu'il n'est pas le
premier qui ait admis la contagion d'une manière positive ; 3° que telle
n'est point la remarque de Heurnius.

indice de contagion (1). Il dément, surtout relativement à
Mantoue, tous les récits qu'on avait faits sur le caractère et
sur les effets funestes de la maladie. Ses expressions s'appli-
queraient peut-être à plus d'une relation d'épidémie : *A chi
era fuori, pareva che non fusse rimasta viva persona, e a chi
era dentro pareva che non vi fusse pur una minima ombra
di male.* Il prétend que les villes se signalaient les unes les
autres comme pestiférées, suivant leurs jalousies ou leurs intérêts.

Pardonnons à l'Italie d'avoir été contagioniste ; cette mal-
heureuse contrée, théâtre de tant de querelles auxquelles
elle était souvent étrangère, avait vu presque tous les peuples de l'Europe apporter chez elle la mortalité qui suit la
guerre, et, dans une de ces invasions, l'Espagne communiquer la syphilis à la France.

Toutefois, on se tromperait si l'on croyait que la rigueur
des mesures sanitaires était dans l'Italie proportionnée à la
crainte de la contagion. Écoutons, pour nous en convaincre,
le concile qui se tenait à Milan en 1579, trois ans après la
peste qui avait effrayé cette ville et toute l'Italie. « Le concile
veut mettre à profit les souvenirs récens pour prescrire la
conduite qu'il faut tenir dans de semblables calamités. Ce
qu'il déplore le plus dans la contagion passée, c'est la terreur
même qu'elle inspirait, et qui, gagnant jusqu'aux magistrats,
paralysait l'activité qu'il eût fallu déployer pour combattre
l'épidémie. L'effet le plus funeste de cette frayeur excessive,
c'est le relâchement dans l'accomplissement des devoirs religieux (*ecclesiasticæ stationes* nonnullis *in locis descrantur,
divinorum officiorum cultus* sæpè negligentior sit). Les magistrats se garderont donc bien de prendre aucune mesure qui
puisse gêner l'office de la messe et les processions, etc.; car de
pareilles mesures, loin d'être salutaires, ne pourraient qu'ag-

(1) *Giov. Batt. Susio, del conoscer la pestilenza, etc.,* in Mantoua,
1576.

2..

graver la peste. L'expérience prouve qu'elle s'apaise par les exercices publics de piété; le premier devoir des magistrats est de les multiplier. Qu'on se garde d'empêcher les prêtres d'entrer ou de sortir partout où les appelle l'exercice de leurs fonctions. Enfin, comme il est sans exemple dans les annales de l'église qu'une population de fidèles ait jamais, pour éviter la contagion, abandonné pendant long-temps les assemblées pieuses, et qu'au contraire on a toujours vu les églises fréquentées avec plus d'ardeur en temps de peste, les autorités feront en sorte de ne pas soumettre à la quarantaine tout le peuple à la fois, mais seulement quelques parties successivement, tantôt les hommes, tantôt les femmes et les enfans, etc. (1). »

Ces révélations sont positives, les principes qui les accompagnent furent toujours suivis. Valleriole, dont l'autorité sur cette matière était grande, surtout en France, prescrit l'isolement le plus exact; il veut qu'on suspende tout ce qui peut occasionner les moindres réunions, *sauf le service de Dieu qu'il ne faut onc laisser.* On sent que c'est assez pour neutraliser l'effet de toutes les mesures, rendre illusoires les précautions les plus sages, et inutiles les entraves imposées au commerce. Qu'on se représente dans les églises devenues le centre des relations *de tout genre,* cette fréquence augmentée des fidèles dont parle le concile; et, quelque langage qu'on ait adopté, dans quelqu'hypothèse qu'on se place, infection ou contagion, on conviendra qu'un vaste foyer d'épidémie était le résultat nécessaire de cette conduite. Ainsi des dispositions qui devaient assurer la salubrité publique auraient atteint précisément le but contraire. Voudrait-on croire que tant d'efforts eussent été déployés pour aboutir à une augmentation de mortalité! tels sont pourtant quelquefois les résultats des demi-mesures.

1 · Ve Concile de Milan. *C nstitutionum pars secunda, de curâ pestilentiæ.*

Au reste, tout cet appareil de dispositions si imposantes dans les arrêtés, les ordonnances, etc., se relâchait sans doute dans l'exécution, et les relations (d'ailleurs presque toujours officielles) qui nous étalent et la nécessité et le succès de toutes les mesures qui ont été prises, doivent se ressentir du penchant à l'amplification qui caractérise l'imagination italienne. Les institutions sanitaires n'exigèrent pas beaucoup de dépenses et de travaux. On fit les lazarets avec les maladreries ou de vieux couvens que quelques changemens disposaient à remplir cet usage. Il y avait aussi des couvens qui comptaient parmi les clauses de leur établissement l'obligation de servir de lazarets en cas de peste.

La peste et la terreur de 1348 passèrent en *France* par la Cour du pape à Avignon, où se trouvait Guy de Chauliac, et s'étendirent quelques mois après *en Langue d'Oÿl* en commençant par Paris. L'usage des mesures adoptées en Italie dut se transmettre par la même voie. Il n'est pas possible que les habitans de la Provence, qui avaient beaucoup de communications avec l'Italie, se soient vus repoussés quelquefois comme pestiférés par les villes de la Lombardie, sans les imiter à leur tour (1).

Quand la grande collection historique des Bénédictins dont le dernier volume s'arrête précisément au XIVe siècle, aura été conduite plus loin, on aura peut-être à cet égard des détails au moins aussi étendus que ceux que nous devons à Muratori pour l'Italie.

Ce n'est guères qu'au XVIe siècle que l'on voit en France les mesures sanitaires devenir d'un usage régulier et suivi. A cette époque, la contagion était un sujet fréquent de craintes provoquées quelquefois ou exploitées, dans des vues diverses.

(1) *Certissimè scribitur in Januensc et Ripariâ atque Massiliæ pestem esse gravissimam, et Saonæ propter metum pestis hujusmodi, ut locum et pertinentias salvent, non permittere Riparienses et Massilienses intrare Saonam.* (Marten, Thesaur. aned., tom. 2. p. 1369).

C'est ainsi que la peste fournissait à l'autorité un prétexte dont elle croyait avoir besoin pour fermer, en 1519, le théâtre où se jouaient les mystères de la Passion. Lorsque la ligue dominait à Toulouse, en 1580, et que le duc de Montmorency annonçait à cette ville l'intention pacifique de venir la visiter, les capitouls à qui ses vues étaient suspectes, l'informaient à leur tour que des mesures de salubrité s'opposeraient à son passage (1). Plusieurs Italiens offrirent au Roi en 1563, de faire périr de la peste tous les protestans du royaume : quelque temps après, Montpellier, Nîmes et d'autres villes peuplées de protestans s'efforçaient d'arrêter une peste dont elles se croyaient atteintes. En 1581, le bruit s'étant répandu que des malveillans semaient la peste dans Paris, le Roi donna permission de tuer, sans forme de procès, ceux qui seraient surpris en flagrant délit. Ainsi s'entretenait la crainte de la peste, et se multipliaient les mesures destinées à l'arrêter.

Dans le midi de la France, il y avait des *capitaines de la santé*. Isoler les malades atteints de la contagion, était le principal objet de cette charge créée par un arrêt du parlement de Toulouse, au commencement du xvie siècle. Ce n'est guère qu'au siècle suivant que Marseille imita les institutions de Venise.

Un arrêt du parlement de Paris, en 1522, défendit la vente des vieux habits, et enjoignit de mettre une croix blanche sur les portes des maisons où il y aurait des personnes atteintes de la maladie.

On arrêta en 1533 que ceux qui auraient été malades de la contagion ne pourraient sortir qu'un grand bâton blanc à la main. Un autre arrêt porta défense absolue de sortir pendant un certain laps de temps après la convalescence. Ce fut un usage constant en temps de peste d'établir à l'Hôtel-Dieu deux portiers chargés de ne lais-

(1) Voy. l'*Histoire du Languedoc*, des Benedictins. V. 385.

ser sortir les malades que sur la présentation d'un certifi-
cat de guérison signé des médecins.

L'insalubrité de la Conciergerie donna lieu d'y soupçonner
plusieurs fois l'existence de la peste ; les malades qui se trouvaient dans cette prison étaient alors transférés à l'Hôtel-
Dieu. Il n'y avait pas d'autre établissement pour recevoir
les pestiférés (1). Encore cet hôpital, dont la distribution
réunit trop les malades, même dans les cas ordinaires, n'a-
vait-il pas de salle particulière pour les malades de la
peste qu'on y envoyait. Le seul classement dont ils fussent
l'objet consistait à les placer à côté les uns des autres dans
ces lits communs à plusieurs malades qui existaient alors à
l'Hôtel-Dieu. C'est ce qu'on voit indiqué dans ce conte d'Am
broise Paré « de gens qui ayant fait entendre à un quidam leur
ennemi qu'il avait la peste, le jour qu'il devait parler de son
affaire, le firent emporter de force à l'Hôtel-Dieu, *lier et*
coucher avec les pestiférés. »

En 1596, il y eut un très-grand nombre d'individus atteints
d'une *contagion*. Pour soulager l'Hôtel-Dieu autant que pour
séquestrer les malades, on se pourvut de deux maisons situées
l'une au faubourg Saint-Marceau, et l'autre entre les portes
Saint-Denis et Saint-Martin. C'étaient alors les deux extrémités
de Paris. Les *commissaires de la santé* faisaient saisir par
leurs prévôts les hardes et meubles qu'ils apprenaient avoir
été tirés des maisons infectées de *la contagion*, et les faisaient

----

(1) A l'Hôtel-Dieu de Paris sont reçus, nourris et pansés, tous pauvres
malades de quelque pays qu'ils soient et quelque maladie qu'ils ayent,
fût-ce de peste ; mais non pas de grosse vérole, pour les abus et inconvéniens
qui en soulaient advenir, ainsi que Messieurs les gouverneurs d'iceluy,
gens de bien et d'honneur, ont cogneû par expérience, maîtresse de tous
arts, sciences et police...... et est chose admirable... comme les pestiférés
que l'on y reçoit en temps de peste n'infectent les autres malades et les
voisins de l'Hostel-Dieu, lesquels toutes fois par la grâce de Dieu n'en ont
jamais eu grand inconvénient. (*Instruction pour la police des pauvres*
de Paris. Pièce de la fin du XVIe siècle. Voyez Felibien, *Histoire de*
Paris, tom. 3, pag. 736.)

porter dans la maison du faubourg Saint-Marceau. Ces deux maisons , sortes de succursales de l'Hôtel-Dieu , étaient destinées seulement aux pauvres atteints de la contagion : les personnes qui pouvaient se faire soigner chez elles avaient le droit d'y rester, en se soumettant à quelques dispositions que nous avons vues tout-à-l'heure.

Il fut enjoint en outre, en 1596, aux convalescens de faire des feux dans la cour et dans toutes les chambres de leur maison pendant quarante jours, pour en *purger le mauvais air*, et aussi d'éventer leurs hardes, meubles, etc.

L'insuffisance de l'Hôtel-Dieu reconnue en 1596 , détermina dix ans après à établir des hôpitaux spéciaux pour la contagion. On décida qu'il y en aurait deux, situés comme les maisons dont il a été question, l'un au nord et l'autre au midi, afin que les habitans d'une des extrémités de Paris pussent être transférés sans traverser toute la ville et l'exposer au danger de la contagion.

Il y avait au faubourg Saint-Marcel un hôpital, fondé par la veuve de Saint-Louis. Cet hôpital fut donné par un édit du Roi en 1607 à l'Hôtel-Dieu, chargé en même temps d'en faire bâtir un second entre la porte Saint-Martin et celle du Temple. L'hôpital Saint-Marcel fut réparé et mis en état de servir : il reçut le nom de Sainte-Anne. L'autre hôpital fut commencé en 1607 et promptement terminé : c'est l'hôpital Saint-Louis. La rapidité avec laquelle il fut construit, le changement de destination, et aussi quelques vices essentiels , ont nécessité à plusieurs reprises des changemens dans ce magnifique hôpital. Des corps de bâtimens distribués pour tous les genres de service , enveloppés par une double enceinte de murailles, permettaient d'y enfermer, en temps de peste, le personnel et les provisions nécessaires , et d'interrompre presque toute communication avec le dehors. Les alimens préparés dans des salles isolées de celles des malades, y étaient transmis au moyen d'un tour et d'une galerie. Un rez-de-chaussée et un étage , au-dessus duquel on avait eu soin de ne pas établir même des greniers,

étaient destinés, l'un pour les malades, l'autre pour les convalescens. Quatre salles pour chacune de ces deux classes
communiquaient entre elles. Le principe exigeait au contraire
que les séparations fussent multipliées; mais c'était déjà
beaucoup pour cette époque que chaque malade eût un lit
séparé.

Ces deux hôpitaux ne restèrent pas long-temps sans remplir l'usage pour lequel ils étaient destinés. En 1619, le bruit
se répandit que la peste était à Paris. La population et les autorités des bourgs et villages circonvoisins refusaient de recevoir dans les logemens, et même de laisser passer toute personne venant de la capitale. Le parlement fut obligé, pour
faire cesser ces refus, de les défendre *à peine de crime de lèse-
majesté.* En même temps, il rendit un arrêt portant que les
personnes *frappées de la contagion, logées en chambre et lo-
cataires ès-maisons, seraient promptement enlevées par les
prévôts de la santé, leurs agens et archers,* et conduites aux
hôpitaux Saint-Louis et Saint-Marcel. Les maisons d'où l'on
avait enlevé des malades, étaient sur le champ *fermées à clef
avec cadenas, barres de fer, ais de menuiserie,* etc.; et l'on
pourvoyait à la nourriture des personnes qui y restaient. Il y
avait dans les deux hôpitaux des pavillons ou des cabinets
réservés pour les malades de distinction.

En 1625, les draps et les marchandises venant d'Angleterre furent mis en quarantaine jusqu'à l'hiver.

En 1628, *la contagion* fut dans le midi de la France. Le
passage des troupes qui se rendaient en Italie l'augmenta. Le
commerce avait été interrompu, et les chemins avaient été
rendus impraticables par les habitans (1).

A Villefranche de Rouergue, les habitans refusèrent de
croire à l'existence de la peste, et personne ne voulut aller au
Lazaret qu'on avait établi hors de la ville: on se contenta de
placer des gardes aux maisons des pestiférés (2).

(1) *Hist. de Languedoc,* V, 577.

(2) *Manifeste de ce qui s'est passé en la maladie de la peste à Villefranche de Rouergue,* par M. Durand, docteur-médecin à Tolose, 1629.

À Lyon on élut des commissaires de santé, et on leur donna pouvoir de vie et de mort. Les maisons de ceux qu'on soupçonna d'être atteints furent fermées. Les malades furent placés dans des cabanes qu'on dressa hors de la ville. Beaucoup d'habitans passèrent plusieurs mois dans des barques sur le Rhône et sur la Saône. « Les ouvriers en soie et la populace, dit le narrateur, étaient en si grand nombre qu'on ne pouvait plus demeurer dans les chambres, tant elles étaient pleines. Enfin Dieu avait pris les verges en main pour châtier tant de libertinage et de blasphêmes auxquels les ouvriers de Lyon étaient adonnés. C'est ainsi que les vents purgent l'air, que les tempêtes nettoient la mer, etc. (1). »

Est-il permis de citer après ce témoignage celui de Gassendi, l'ami célèbre de Guy Patin et de Naudé ? Il attribue aussi la mortalité très-considérable qui eut lieu à Digne, à l'entassement de la population renfermée dans la ville par les mesures sanitaires (2).

L'alarme s'étendit jusqu'au centre de la France. Tours, Blois, Orléans, etc., se crurent attaquées de la peste (3). D'un autre côté l'Italie recourait aux mesures dont elle n'avait pas perdu l'habitude. A Bologne il y eut une quantité infinie d'ordres, de défenses, d'avis, etc. ; parmi les villes qui s'y trouvent signalées comme atteintes de la peste et dont les communications sont défendues, on remarque Paris, Blois, Tours et Nevers. Une quarantaine générale fut ordonnée ; les femmes surtout furent l'objet de beaucoup de prohibitions. Elles ne pouvaient sortir qu'en *carrosse* ; il leur était permis d'en descendre pour entrer dans les églises ou

---

(1) *Lyon affligé de la contagion*, par le P. Gaillot, de la compagnie de Jésus, Lyon, 1629.

(2) *Notitia ecclesiæ Diniensis.*

(3) *Avis sur ce temps contagieux*, par J. Moine, d'Issoudun, Paris, 1628.

ailleurs, mais elles ne pouvaient alors avoir avec elles qu'une jeune personne ou un enfant (1).

On observa aussi une quarantaine générale à Gênes.

A Milan, si l'on en croit Ripamont, les mesures de salubrité servirent de voile à beaucoup de désordres. De jeunes libertins, se faisant passer pour les agens sanitaires, pénétraient dans les maisons, fouillaient jusque dans les lits ; d'autres, au moyen de leurs menaces de faire conduire au lazaret, obtenaient des sommes d'argent. Des agens véritables de l'autorité commirent aussi des vols et des rapts ; ceux qui étaient chargés des inhumations nocturnes assouvissaient leur brutalité sur les cadavres des femmes, etc. Ces désordres, dans le tableau desquels on s'aperçoit que l'imagination du narrateur s'est complue et tous ceux que d'autres ont eu à retracer à l'occasion de mesures sanitaires, prouvent seulement la nécessité d'une bonne police.

La crainte de la contagion s'entretenait encore dans le centre de la France, en 1631 (2). A Paris, la même année, on ouvrit la maison Saint-Victor, pour recevoir les personnes atteintes de la contagion qui régnait dans quelques quartiers. Les chirurgiens qui avaient été reçus à condition de servir les pestiférés, furent employés dans les hôpitaux Saint-Louis et Saint-Marcel.

En 1636, une *contagion* ayant paru exister à la Conciergerie, on transféra les malades dans la *maison de Scipion* au faubourg Saint-Marceau.

Le 24 mai 1664, le parlement interdit le commerce avec

---

(1) *Raccolta di tutti li bandi, ordini e provisioni fatte per la citta di Bologna in tempo di contagio imminente e presente, li anni 1628, 1629, 1630 et 1631*, Bologne, 1631.—P. Morati. *Racolto degli ordini e provisioni fatte ne' lazaretti in Bologna e suo contado in tempo di contagio dell' anno 1630*, Bologne, 1631.—Taurelli. *De peste Italicâ, opus historicum, medicum, politicum*, Bononiæ, 1641. (Il décrit surtout la peste de Bologne et le lazaret de cette ville, dont il donne un plan gravé.)

(2) A Blois, Levroux, etc. Voy. *le Capucin charitable*, par le P. Maurice de Tolon, Paris, 1668.

les villes de Hollande. Plusieurs autres arrêts successifs, de 1666 à 1668, l'interdirent aussi avec les villes de Dunkerque, Boulogne, Soissons. Dunkerque n'était pourtant que suspecte; le foyer de la maladie était dans un village près de cette ville. Des gardes furent placés à toutes les avenues du village, et il fut défendu aux habitans d'en sortir sous peine de mort. Il fut défendu en outre de recevoir dans les villes et villages les personnes qui ne présenteraient point de billet de santé. Ce billet devait attester ou qu'elles venaient de lieux non suspects, ou, sinon, qu'elles avaient fait une quarantaine ainsi que leurs marchandises si elles en avaient. Pour Boulogne, les marchandises devaient être mises à l'évent pendant quarante jours, à l'exception des fils, laines, etc. qu'il fallait brûler. Pour Soissons, il fut prescrit que les lettres qui en venaient seraient passées par le feu avant d'être distribuées, etc.

Au milieu de l'année 1668 on crut que la maladie était parvenue dans Paris : on résolut de séquestrer incessamment ceux qui avaient eu communication avec les personnes dont la mort avait excité des alarmes, et *comme il n'y avait point de lieu destiné pour cet effet*, est-il dit dans un arrêt du 7 juillet 1668, on choisit, à l'extrémité de Paris, à portée de l'hôpital Saint-Louis, une maison ayant quelques corps de logis, un jardin et un enclos de quelques arpens. Les suspects y furent placés pour y faire quarantaine : toute communication était défendue sous peine de la vie (1).

La foire du Landy et la foire Saint-Laurent avaient été interdites pour cette année. Il avait été enjoint aux marchands de ramener les marchandises qui étaient en route et de renvoyer celles qui étaient déjà arrivées sans les ouvrir ni déballer. Au commencement de l'année suivante on permit que la foire Saint-Germain eût lieu, à condition qu'elle serait soumise aux précautions sanitaires. Le lieutenant de police admettait

_____

(1) Félib. *Hist. de Paris*, V, 205.

dans les boutiques, préalablement scellées par lui, les marchandises, dont il se faisait exposer la qualité. Les laines,
fils, cotons, fourrures, etc., venant de Rouen, n'étaient admis que sur les certificats délivrés au bureau qu'on avait
établi près de cette ville pour faire *airier* les marchandises
qui en partaient. Le commerce d'Amiens avait été suspendu
jusqu'à ce que cette ville eût adopté la même précaution.
Les lettres et factures datées des autres villes non suspectes
tenaient lieu de *patentes-nettes* ou certificats de salubrité.
Pour assurer l'exécution de ces dispositions, on avait fermé
une partie des portes et commis des huissiers du Châtelet à
la garde des autres.

On peut voir réunis dans le Traité de la Police de Dela-
mare (1) la plupart des arrêts qui prescrivent toutes ces dispositions. On a peine à se défendre, en les lisant, de l'idée
d'une contagion redoutable. Que serait-ce si le défaut de
communications avait permis d'exagérer les faits, et surtout
si la connaissance nous en était transmise par les chroniques
de 1348? Mais l'esprit et le langage n'étaient plus les mêmes,
les circonstances avaient changé, et la *Gazette* qui était établie depuis quelques années permet de voir que le mal se ré-
duisait tout au plus à un léger accroissement de mortalité.

Il y avait alors en France, à l'exemple de l'Italie, dans
beaucoup de villes même centrales, à Blois, par exemple,
des lazarets sous ce nom ou sous celui de *sanitat* (2). On peut
dire que la peste qui s'entretenait autrefois dans l'intérieur de

---

(1) T. 1; l. IV, titr. 13. L'arrêt relatif à la Foire Saint-Germain y man-
que. On le trouve dans Félibien.

(2) Ce fait résulte des indications fournies pour plusieurs localités par
des écrits insignifians et indignes de citation, tels que le *Cadet d'Apollon,*
nay, nourri et élevé sur les remparts de la fameuse citadelle de Metz,
pendant la contagion de l'année passée 1625, par M. Roland, chirur-
gien stipendié du roi et de ladite ville; l'*Antiloïmie* de son homonyme,
M. Jacques Roland, de Saumur. Rouen, 1650, in-8°, etc.

la France s'est éteinte dans ces maisons, comme la lèpre dans les maladreries.

Les précautions qui furent observées dans l'intérieur de la France, dans le XV⁶ et le XVI⁶ siècles, étaient dictées par une prudence digne d'éloges ; sans doute on eût mieux assuré la santé publique en attaquant les causes nombreuses qui la minaient, et dont la plus constante était la misère ; mais cet ouvrage ne pouvait être celui d'une police qui n'avait d'action que pour gêner, prohiber et contraindre.

L'*Angleterre* ne fit long-temps que suivre de loin l'exemple de la France et de l'Italie. La clôture des maisons qui contenaient des malades fut le procédé qu'on s'habitua à employer. Il fut suivi dans la peste de 1665, que Hodges, qui l'a décrite, suppose avoir été apportée d'Amérique par la Hollande. Hodges approuve la clôture des maisons ; cependant, ajoute-t-il, si la peste revenait parmi nous, il serait préférable d'établir des lazarets hors de la ville.

C'est ce que pensa aussi Mead lorsque la peste qui désolait le midi de la France, en 1720, porta l'alarme jusque chez les Anglais. Conformément à ses instructions, le parlement rendit, le 8 décembre 1720, un édit prescrivant des dispositions semblables à celles que nous avons vues en France. Il est vrai que les deux articles qui concernaient l'enlèvement des malades, et l'établissement des cordons autour des lieux infectés furent abrogés l'année suivante. Mais ce n'était pas qu'on désapprouvât ces dispositions en elles-mêmes (Mead ne veut pas qu'on s'y méprenne) ; on craignait dans l'une et l'autre chambre que le ministère n'en fît l'application aux députés dont la fermeté l'embarrassait, et ne s'épargnât ainsi la suspension de l'*habeas corpus*. Quoi qu'en dise Mead, médecin de la cour, il n'est pas sans exemple que le pouvoir ait fait servir les mesures sanitaires de voile à ses attentats.

Les institutions sanitaires, nées en Italie, ont subi un affaiblisssement progressif dans leur passage en France et en Angleterre. Cet affaiblissement se comprend assez, c'est

celui qui résulte naturellement de la transmission des idées.
Il se pourrait encore qu'il répondît à une diminution de la
peste elle-même, qui décroîtrait dans cette direction, soit
par le froid, soit par l'éloignement des lieux de son origine.

C'est sur les confins de l'Afrique et de l'Asie qu'on cherche
cette origine. L'Égypte a été de tout temps signalée comme le
foyer de la peste. Les anciens accusaient souvent cette contrée,
comme la cause des maladies qui effrayaient les peuples par
leurs ravages. Ils étaient persuadés que les miasmes qui sor-
taient de ses marais, poussés par les vents, apportaient chez
eux les maladies les plus funestes. Placés au nord de l'É-
gypte, ils pouvaient désigner par le nom de ce pays la *cons-
titution australe*, la plus féconde de toutes en épidémies dé-
sastreuses. Il y avait de la justesse dans leur langage poéti-
que. Les vents leur apportaient, en effet, l'*épidémie* ou la
contagion, car c'était la même idée dans les deux langues;
et ils appelaient *contagion* (de *tangere cum*) toute maladie
qui *atteignait*, qui *frappait à la fois* un grand nombre d'individus :

Traxit iners cœlum fluidæ contagia pestis
Obscuram in nubem. . . . . .

voilà la contagion des anciens.

Quelques observations faites par les modernes peuvent se
rapprocher de ces idées anciennes, Ainsi la peste d'Égypte
ne remonte jamais vers l'équateur; elle s'arrête aux catarac-
tes; elle ne passe jamais dans l'Arabie, malgré la fréquence
des communications. Mais on ajoute (ce qui paraît inexplicable dans toutes les hypothèses) qu'elle ne pénètre pas dans
les Oasis.

Après l'Égypte le pays où la peste se montre le plus ordinairement est la Turquie. Les partisans de la *contagion* re-
marquent que des communications très-actives existent entre ces deux pays. Quoi qu'il en soit, la peste règne, dit-on,
tous les ans à Constantinople, et cette ville qui paraît présen-

ter pourtant toutes les conditions possibles de salubrité ne serait bientôt qu'une vaste solitude, si elle ne réparait sans
cesse de tous les points de l'empire, les pertes qu'elle fait.

Lorsque la peste est à Constantinople, les habitans ne mé-
connaissent pas le danger, et quoi qu'on ait dit, ils ne négli-
gent pas de s'y soustraire. Les riches s'éloignent de la ville.
C'est le moment des pélerinages au tombeau de Mahomet.

Il est vrai qu'ils n'établissent aucune barrière pour arrêter
l'introduction de la maladie. Je ne sais s'ils croiraient pé-
cher contre l'hospitalité, comme le dit un voyageur, en soumettant à quelques mesures de précaution les étrangers qui
entrent dans leurs villes : mais, si l'on en croit le même témoin, « Cette liberté d'entrer dans les villes ne s'étend
qu'aux hommes seuls, et ne regarde ni les chevaux de
selle, ni les autres bêtes de charge. Ils assurent que ces animaux sont bien plus capables de communiquer la peste, à
cause de la sueur. De là vient que les caravanes qui viennent
directement des lieux soupçonnés, n'entrent jamais dans les
villes, mais restent dans les plaines voisines où elles cam-
pent sous des tentes (1). »

Guys (*voy. Littér.*) parle d'un visir qui avait eu le projet
d'établir un lazaret aux îles des Princes. La position de ces
îles est très-favorable pour cet objet.

Il est à remarquer que tous les Européens qui ont voyagé
dans l'Orient ont vu diminuer la terreur que la peste leur
avait inspirée ; l'un d'eux (Assalini) va même jusqu'à dire
que, s'il était attaqué de la peste, il aimerait mieux être entre
les mains des Turcs que des Européens.

Néanmoins les Francs conservent toujours l'usage des précautions européennes. Souvent ils s'éloignent des villes infectées, ou bien ils établissent des barrières aux portes. Les
chancelleries des légations ne manquent jamais d'observer

---

(1) *Relation des différentes espèces de peste des Orientaux, des précautions qu'ils prennent, etc.* ; par l'abbé Gaudereau, Paris, 1721.

cette précaution, et elles ne reçoivent aucun papier qu'il n'ait passé au parfum.

Mais laissons les voyageurs rendre compte eux-mêmes de ce qu'ils ont vu : « Lorsque les Francs habitant l'Égypte, dit Assalini, sont assurés que la peste est déclarée dans le lieu qu'ils habitent, ils se retirent dans leur maison, en ferment toutes les portes, et ne communiquent plus avec qui que ce soit, jusqu'au 23 juin, veille de la Saint-Jean; on bouche exactement toutes les petites issues, afin qu'aucun animal ne puisse entrer dans la maison; et si par hasard un chat y pénètre, on le tue : on a pour cela des fusils tout prêts et des filets tendus dans les endroits les plus suspects de la maison. Les chats de la famille sont renfermés dans des cages dans la basse-cour ou près de la porte de la maison; on établit trois grands vaisseaux de terre remplis d'eau, un bassin avec du vinaigre, un fourneau avec du charbon, des herbes odoriférantes, etc., des pincettes de fer, un grand couteau ou stilet, etc. Chaque famille a un domestique turc qui n'est pas compris dans l'isolement, et qu'on destine à faire les commissions. Cet homme, tous les matins, vient chez ses maîtres avec les provisions nécessaires qu'il a prises au marché. Le portier, qui est ordinairement la personne de la maison la plus sûre, ouvre la porte, et se retire jusqu'au haut de l'escalier; celui-ci alors entre dans la cour et met les alimens dans des vases pleins d'eau; s'il a de l'argent, il le met dans le bassin au vinaigre; s'il a des papiers importans il les dépose près du fourneau, et après avoir reçu de loin par la voix du portier les commissions, etc. il se retire. Le portier le suit et ferme la porte; alors, après avoir pris à la main une baguette, il agite dans l'eau la viande, etc. Après avoir allumé le charbon, il jette dessus des poudres et des parfums, il expose les papiers dans le tambour du fourneau, etc. »

Il en est de même à Constantinople. Les négocians ne s'enferment que si la maladie fait des progrès alarmans; sinon, leurs précautions se bornent à ne recevoir les personnes

3

avec lesquelles ils font des affaires, que dans des chambres dégarnies de tout meuble en étoffe.

Aux premiers symptômes d'une maladie grave, l'homme soupçonné d'avoir la peste est sur-le-champ envoyé à l'hospice situé à l'extrémité de la rue de Péra, uniquement destiné au traitement de cette maladie : là un religieux maronite est chargé de recevoir les malades, et de leur faire administrer les secours que son zèle peut lui suggérer. Ils se bornent d'ordinaire à donner de loin quelques alimens légers.

On rencontre sur différens points de la Grèce des traces du système sanitaire que les Italiens et surtout ceux de Venise y introduisirent jadis.

Les habitans de Scio, dit Olivier, à qui j'emprunte quelques renseignemens sur les contrées qu'il a parcourues, ont le privilége d'élire chaque année deux intendans de santé, dont ils augmentent le nombre en cas de peste. Il leur est permis d'interdire à un village pestiféré toute communication avec la ville. Ils obligent les vaisseaux suspects à rester en rade; et s'il y a quelque malade à bord, ils le font transporter au Lazaret établi au nord de la ville. L'un d'eux le précède, armé d'un bâton toujours prêt à frapper celui qui ne s'éloignerait pas au mot d'*alarga* prononcé d'une voix forte. Lorsque la peste est dans la ville, les intendans font alternativement leur ronde; ils mettent des gardes aux maisons infectées. Ils placent auprès des malades en état de fournir à la dépense, des personnes capables de les soigner. Ils font conduire les pauvres au Lazaret, avec leurs hardes qu'on y désinfecte. Les Turcs indigènes observent aussi des précautions, mais non ceux qui arrivent de Turquie. Le pouvoir des intendans ne s'étend ni sur les Turcs, ni sur les Francs.

Les Turcs de l'île de Crète soumettent à une sorte de quarantaine tous les étrangers qui arrivent d'un pays infecté de la peste. Ils portent même la précaution jusqu'à interdire leurs ports aux navires qui ont des malades suspects, à moins qu'ils n'apportent des provisions dont l'île ait grand besoin.

Mais ils ne peuvent empêcher l'abord d'un vaisseau de guerre turc, ni le soumettre aux réglemens sanitaires de l'île.

« La plupart des Musulmans commencent à se livrer avec moins de sécurité au fatalisme, disait, il y a quelques années, un médecin qui venait de les observer ; nous avons vu plusieurs villes où l'on prend des demi-précautions qui, dans la suite, pourront être mieux raisonnées, etc. (1) »

Si les institutions sanitaires s'étendent chez les Turcs, à côté d'eux elles se retirent. Un édit de Joseph II (1782) réduit la quarantaine à sept jours pour ceux qui reviennent de Turquie, et la supprime tout-à-fait pour ceux qui viennent de la Valachie et de la Moldavie. Martin Lange (*de peste, Viennæ,* 1784) remarque, à l'appui de cette disposition, que si la contagion de la peste était aussi redoutable qu'on l'assure, *la Transylvanie et la Hongrie seraient toujours infectées, parce qu'il y vient continuellement des marchandises de Turquie en contrebande.*

On sait que Stoll se prononce fortement contre la contagion de plusieurs maladies et celle de la peste en particulier. On sait moins quels soupçons étaient répandus en Allemagne à ce sujet, d'autant plus graves qu'ils nous sont transmis par le respectable Howard. Selon Howard, Stoll, «pour se mettre dans les bonnes grâces du prince au service duquel il était, et qui passait pour avoir la plus grande envie de se délivrer des dépenses et des inconvéniens des Lazarets, s'était décidé à diriger ses attaques contre les principes d'où dépendent toutes les précautions de cette espèce. » Plutôt que de croire sans preuves positives que Stoll ait été capable d'une condescendance honteuse, on aimera mieux laisser aux non-contagionistes le poids tout entier de son autorité, la plus grande qu'ils aient jamais eue. Rappelons-nous la calomnie que Bilguer partagea avec Frédéric II, pour avoir osé dire

(1) *Journ. de Bécl.*, t. II. Note sur une campagne dans le Levant en 1816 et 1817.

3.

au nom de l'expérience, que la chirurgie militaire prodiguait trop les amputations.

Il est une maladie à laquelle les mesures sanitaires s'appliquèrent d'elles-mêmes et sans qu'on le sût, puisqu'elle était confondue avec la peste. C'est la fièvre jaune. On suppose que le foyer de la fièvre jaune est dans l'Amérique intertropicale, d'où elle aurait été apportée par les compagnons de Christophe Colomb, ainsi que la syphilis: on explique par la confusion que durent produire dans les esprits les symtômes de deux maladies qui paraissaient pour la première fois et simultanément, l'idée qu'on se fit d'abord de la contagion syphilitique. L'Amérique reçut en échange de ses funestes présens la variole et non la peste, différence qui ne s'explique pas facilement. Car si la longueur du trajet que la peste aurait à faire équivaut à une quarantaine, la fièvre jaune d'Amérique décrit le même trajet.

Cette difficulté n'est pas la seule qui se présente. Pourquoi, par exemple, l'Espagne a-t-elle reçu des atteintes plus fréquentes depuis qu'elle a perdu ses colonies ? On comprend mieux la fréquence de la fièvre jaune aux États-Unis depuis quarante années par l'extension de son commerce avec les Antilles. La fièvre jaune attaque presqu'exclusivement les villes maritimes. On croit qu'elle ne pénètre pas dans les terres au-delà de quelques lieues, et que si on la trouve quelquefois plus avant, c'est qu'alors elle a remonté avec l'atmosphère de la mer par l'embouchure de quelque grand fleuve (1).

(1) Cette propriété qu'a la fièvre jaune de s'éteindre dans l'intérieur des terres, a paru pouvoir servir de principe à l'établissement des lazarets. On a proposé (le Chev. Foureau de Boiregard, *Vues sur la fièvre jaune*, etc., Paris, 1824). de les placer à une distance de quelques lieues de la mer, etc. Et comme la fièvre jaune vient du côté de la mer, on se trouverait placé précisément entre la barrière et le danger. C'est en conséquence de cette *vue* que l'auteur propose de renoncer au lazaret construit dans l'île de Ratonneau, près de Marseille, pour la fièvre jaune.

C'est à cette maladie que se rapportent presque toutes les mesures sanitaires en Espagne et en Amérique. Au reste, les mesures si fréquemment déployées dans ces deux pays, se rapportent bien plus à l'histoire des irruptions de la fièvre jaune qu'à celle des institutions sanitaires. Nous n'y trouverions jamais que l'application cent fois répétée des mêmes précautions que nous avons vues ailleurs.

En 1686, les administrateurs généraux de Saint-Domingue considérant que dans les vaisseaux négriers, *il se met souvent dans le trajet des maladies contagieuses, par l'infection que le nombre des noirs embarqués cause,* ordonnent *que les capitaines négriers et autres venant des lieux suspects pour la santé, arrivant dans les rades, mouilleront le plus éloigné qu'ils pourront des autres vaisseaux qui y seront; et venant à terre ne se débarqueront point qu'ils n'aient eu le consentement des commandans, etc., etc.;* et dans le cas d'une maladie contagieuse existant sur le vaisseau, *afin que les noirs et autres gens en bonne santé puissent se défaire du mauvais air qu'ils auront contracté, et qu'ils pourraient porter et communiquer à ceux qu'ils fréquenteraient,* il sera fait à terre des tentes avec les voiles de rechange du vaisseau ou des cases dans lesquelles seront séparés les malades et ceux qui se porteront bien, etc. (Mor. de Saint-Mery. *Lois et Const.*, t. 1.)

Les actes les plus importans qui se succédèrent sur cette matière furent : en 1692, une ordonnance qui prescrit aux navires venant de la Martinique de faire quarantaine à l'île d'Aix près Rochefort; en 1694, une défense sous peine de mort faite par l'amirauté de Nantes aux équipages venant des Antilles, d'entrer dans ce port avant la visite sanitaire : en 1698, une lettre ministérielle prescrivant au gouverneur de Saint-Domingue de faire faire la quarantaine aux bâtimens venant des îles du Vent à Saint-Domingue ; enfin en 1708, une ordonnance qui prescrivait, pour éviter le fréquent renouvellement de la maladie de Siam dans les colonies, des mesures analogues à celles qu'on suivait dans les Lazarets pour la peste.

Cette dernière ordonnance fut annulée en 1736 par le motif que « *depuis plus de dix ans, la maladie de Siam avait cessé dans les Iles-Britanniques.* » L'année suivante, les administrateurs de Saint-Domingue défendirent qu'on reçût dans les maisons particulières les marins qui, disaient-ils, y apportaient fort souvent des maladies contagieuses. Il faut dire aussi que dans nos colonies, toujours en arrière de la métropole, on s'occupait encore de la séquestration des lépreux au commencement du XVIII siècle. *V.* Moreau de St.-Mery. *Lois et Const. des col.*, t. 2.

Une des plus grandes irruptions de la fièvre jaune est celle qui eut lieu en 1793. Elle envahit toutes les Antilles et les États-Unis. A Saint-Domingue, on crut généralement qu'elle avait été importée par les communications maritimes avec Philadelphie, tandis qu'aux États-Unis on accusa les habitans réfugiés de Saint-Domingue. Aux États-Unis, tout navire venant des Antilles fut partout soumis à la quarantaine. » Dans cette irruption, dit M. Moreau de Jonnès (*Monographie*, etc., p. 84), un si grand nombre de lieux divers avaient reçu le germe de la maladie, que depuis 1793 jusqu'à présent elle n'a pas discontinué de se reproduire dans les différentes parties de l'archipel des Antilles ou du littoral des États-Unis. Elle est renouvelée par les communications maritimes dont la surveillance est sans aucune efficacité.

Elle reparut en Espagne, en 1800. L'Académie de médecine de Madrid considéra l'épidémie plutôt comme une espèce de peste que comme une vraie fièvre jaune. Le royaume de Maroc venait d'éprouver une maladie pestilentielle. A la vérité elle n'avait pas, et il en a été de même de celle de Cadix, le véritable caractère de celle du Levant ; car on n'a pas généralement observé des anthrax ni des bubons, mais on en trouvait quelquefois. « Selon Arejula, au contraire, il est très-probable que la maladie fut apportée à Cadix par un bâtiment venu des États-Unis. L'Espagne était en guerre

avec l'Angleterre; pour favoriser les États-Unis, elle les
avait exemptés de la quarantaine. Mais on n'a pu trouver
évidemment le vaisseau qui avait apporté le germe. On peut
assurer que la maladie était contagieuse; les prières publiques
et les processions que le peuple obtint du premier magistrat,
ne contribuèrent pas peu à multiplier promptement les foyers
contagieux. »

Le souvenir plus récent des désastres de Barcelone et
de Cadix se prolonge par les incertitudes de la science.
La Faculté de Médecine eut à éclairer les alarmes du gou-
vernement. Elle prononça qu'il était nécessaire de garantir
nos ports de la fièvre jaune par le même genre de moyens
employés pour la peste du Levant, c'est-à-dire de construire près des ports de l'Océan des lazarets semblables à ceux
de la Méditerranée, et, en attendant, de constituer en lazarets quelques points de la côte. En conséquence des lazarets provisoires furent établis; une loi prescrivit le 3 mars
1822 d'en construire de permanens. Les hésitations provoquées depuis et les discussions qui se sont élevées sont des
faits trop récens pour que je doive m'y arrêter.

La fièvre jaune semble avoir succédé à la peste. On ne
parle plus guères de l'une dans nos climats, depuis que
l'autre y est devenue le sujet de tant de discussions. Mais, à
tout prendre, depuis le XVIII⁰ siècle, les idées de contagion
et les institutions qui en dérivent décroissent simultanément
dans toute l'Europe devenue une par les progrès de la civili-
sation.

La santé publique a reçu des améliorations considérables;
les villes sont mieux bâties; depuis la reconstruction de Londres, après l'incendie, dit Hume, la peste qui s'y tenait toujours cachée dans quelque coin, n'y a plus reparu. Quand
on regarde l'Hôtel-Dieu de Paris (que les vices inhérens à
sa situation et à sa construction condamnent, malgré les
améliorations introduites depuis 1789 dans le régime des
hôpitaux, à un excès de mortalité); et qu'on se souvient,

qu'on y entassait jadis près de dix malades dans un lit, on
ne peut se défendre de l'idée qu'on n'y sauvait les malades
d'une mort prompte que pour les exposer à une mort plus
lente et non moins certaine. On disait que la peste était
tous les dix ans à l'Hôtel-Dieu ; on se trompait sans doute,
elle devait y être toujours.

Les idées régnantes tendaient aussi au même résultat.
L'astrologie, système de ce temps, tenait l'attention fixée sur
les *corruptions de l'air ;* et les maladies épidémiques se mon-
traient d'autant plus fréquemment qu'elles étaient prédites
et attendues. Un des motifs qui déterminèrent à prendre des
mesures contre la contagion à Paris, en 1596, c'est qu'on
en était menacé *par les astres et les médecins.* (Félib. X, 32).
Il y eut peu de pestes qui n'eussent été prédites : celle de 1348
l'avait été dès long-temps, si l'on en croit Facio.

La peste est un mot dont le règne a eu son tour. Ce mot
avait acquis une extension démesurée, il avait tout envahi.
Tout était peste : on citait sur la peste Hippocrate , Rhasès
et Ezéchiel : car les médecins faisaient retentir, à l'envi des
prédicateurs, les menaces prophétiques de la colère divine.

La contagion de la peste a été presque de tout temps vivement contestée. Mais c'est vers le commencement du XVIIIᵉ
siècle que cette idée s'est affaiblie comme beaucoup d'autres
de la même date. Chirac rejetait la contagion de l'étroit
système qu'il s'était fait; ses attaques ont du moins quelque
force. On n'en peut dire autant d'Hecquet, lorsque ce médecin
janséniste, dans un écrit où la prolixité et la confusion ordinaires de son esprit sont portées à un degré remarquable
même parmi les écrits sur la peste, s'élève contre l'usage des
lazarets.

Cependant des médecins recommandables persistaient à
prescrire des précautions contre la peste sous d'autres noms.
Lind prescrit de brûler les vêtemens des prisonniers que l'on
retire de Newgate, etc. Il propose aussi de faire faire aux
vaisseaux des quarantaines d'observation de trente jours.

Pringle souhaitait que l'on établît par convention réciproque des lazarets permanens pendant la guerre, pour y recevoir les malades des nations belligérantes. Les Anglais classent et même séquestrent avec beaucoup de soin leurs maladies, fièvres de mauvais caractère, variole, etc. On cite comme un modèle les salles de la petite-vérole à Plymouth : elles sont au rez-de-chaussée, et l'on s'est bien gardé de rien construire au-dessus.

Van-Swieten voulait qu'on fît faire aux varioleux une quarantaine de neuf semaines. Eût-il été absurde d'employer la séquestration dans l'épidémie de variole du Faubourg-Saint-Antoine, il y a quelques années?

Hildenbrand propose encore des lazarets pour le typhus.

Les craintes ne doivent pas non plus aller comme en Italie jusqu'à placer les phthisiques et les scorbutiques dans des salles séparées; on sait que lorsqu'il meurt un phthisique, à Naples, dans une maison particulière, non-seulement on sacrifie les effets et les-meubles qui lui ont servi, mais on râcle et on récrépit les murs; on ôte les lambris et les parquets de son appartement. Il en est de même à Rome. Tenon adopta ces idées dans ses mémoires sur les hôpitaux. Il regrettait surtout que la séquestration ne fût pas appliquée aux fièvres graves, et il proposait d'établir à Paris un hôpital spécial pour cet objet Il est à remarquer que l'*École militaire* fut trouvée plus convenablement disposée pour un hôpital de *contagieux* ou tout autre qu'aucun des hôpitaux de Paris.

Le principe de la séquestration sanitaire donne lieu à une infinité d'applications. Ces détails se trouvent dans un grand nombre d'ouvrages (*Voy.* surtout celui d'Howard, *Histoire des principaux Lazarets de l'Europe*, c'est un des plus exacts et des moins étendus).

Assalini dit que l'on peut habiter la même maison, le même bâtiment, la même chambre, se promener ensemble, se coucher sur les mêmes planches, etc., faire société avec des personnes qui sont en quarantaine, même lorsqu'elles

sont attaquées de la peste, pourvu qu'on ne les touche pas
directement ou indirectement. On peut prendre du tabac of-
fert par un pestiféré, pourvu que la boîte soit en bois ou en
écaille. Il n'y a pas de danger à partager le pain avec les pestiférés, pourvu qu'il soit froid, etc. (Sur la Peste, etc., p. 67.)
Assalini, comme la plupart de ceux qui ont voyagé dans
l'Orient, est persuadé que le contact immédiat est nécessaire
pour transmettre la maladie ; mais il se trompe quand il prétend que cette opinion est adoptée comme un principe. Dans
la plupart des lazarets, au contraire, l'usage est de ne s'ap-
procher qu'à la distance d'un bâton long de plus de deux
toises. On croit que cette longueur marque le rayon de l'atmosphère pestilentielle.

M. Keraudren propose des lazarets flottans (Voy. *Journ.
de Corvis.*, t. X, p. 179); outre l'économie ils auraient l'avantage d'assurer mieux que des murailles l'impossibilité des communications et des évasions. Mais ils présenteraient plus de
difficultés pour l'assainissement. Les quarantaines sont cour-
tes aux États-Unis, pour les hommes ; mais on n'y témoigne
pas la même sécurité pour les vaisseaux. « Quelque bizarre
que cette distinction puisse paraître, dit M. Keraudren lui-
même (Voy. *Mém.*, etc.), je ne suis pas éloigné de penser
que les navires offrent par eux-mêmes plus de danger que
les hommes qui sont embarqués. » Il n'avait donc pas si
grand tort ce pacha qui recevait l'équipage et envoyait le
navire faire quarantaine.

Le médecin qui vient d'être cité a présenté un projet de
Code sanitaire. On trouve de ces *projets* dans un grand nombre d'ouvrages sur la peste ; ils sont, pour la plupart, beaucoup trop étendus. Celui d'Eggerdes se fait remarquer au contraire par son énergique concision : « Pour faire observer re-
ligieusement cette ordonnance, on aura soin de mettre sur
les frontières des soldats bien armés, et de dresser des po-
tences sur tous les chemins publics. » Voilà l'article premier.
— « Partout où l'on mettra en usage ma méthode, on peut

compter qu'il n'y aura pas besoin d'infirmeries, dont l'établissement est une marque certaine que l'on ignore et la nature du mal et son véritable remède. » Voilà le dernier article, c'est le vingtième.

Il ne faut mépriser aucune précaution. On a soin dans la plupart des Lazarets d'éloigner les arbres, les fleurs, etc. Quelques-uns prescrivent même de raser les poils de peur qu'ils ne reçoivent les miasmes. Sonnini, se trouvant en quarantaine à Malte, fut témoin de l'alarme qu'y répandit un morceau de papier que le vent avait emporté par-dessus les barrières du Lazaret, et qui était tombé au milieu de plusieurs personnes. Dans les mesures très-bien entendues qui furent prises dans le pays de Bari, à la fin du XVIIe siècle, à chaque extrémité du demi-cercle dans lequel le pays était compris, et qui aboutissait jusqu'à la mer, stationnaient deux felouques prêtes à écarter ou à brûler les morceaux de bois, que la mer aurait jetés sur le rivage (1).

Pour défendre contre le danger ceux que leurs fonctions y exposent sans cesse, il est certaines précautions dont les plus indispensables sont de porter un habillement, un manteau et des gants de toile cirée ou de maroquin du Levant, un masque de même substance à yeux de verre, ouvert seulement aux narines pour la respiration. L'air se charge en passant de l'émanation des substances aromatiques que l'on a placées dans le nez du masque prolongé à ce dessein. Mais pourquoi, dans la gravure copiée par Manget, avoir donné

___

(1) D. Filippo de Arrieta. *Raguaglio historico del contagio occorso nella provincia di Bari negli anni* 1690, 1691 et 1692; Napoli, 1694, in 4o; avec deux cartes représentant la disposition des cordons qui furent établis. Le demi-cercle qu'ils figuraient était coupé à angle droit par une ligne séparant la partie du pays qui était simplement suspecte de celle qui était infectée. On ne croyait pas, dans le pays, à la réalité de la peste; on murmurait contre l'auteur des mesures, et on l'accusait de prolonger inutilement leur durée pour s'assurer le monopole de certain commerce.

à ce prolongement la forme précise d'un bec d'oiseau? A-t-on cherché le ridicule ?

Les moyens de désinfection, sont l'aération, le lavage, etc. Un des procédés les plus simples c'est la désinfection par le feu, conseillée et vantée de toute antiquité. On a essayé en grand ce procédé. De vastes cités, Paris, Londres, Moscou, Marseille, ont été couvertes de feux. La peste n'en a pas moins poursuivi son cours; mais d'aveugles citateurs, sans s'inquiéter de ce qu'*a dit* l'expérience, répètent qu'Acron d'Agrigente a délivré Athènes de la peste en faisant allumer de grands feux. (E. Fr. Heister, *De principum curâ circa sanitat. subditor. Apud* Frank, *Delect. opusc.*, t. VI, etc.)

L'usage de l'arsenic en amulette ou en fumigations est fondé, suivant Mead, sur l'équivoque du mot Arabe *darsini* (cannelle), auquel on aurait substitué de *arsenico*, (*sur les poisons*, ess. 3.) Quoi qu'il en soit de cette explication, on trouvera sans doute qu'elle est très-heureuse pour ceux qui ont pu concevoir de telles idées.

Au reste, ce n'est pas l'idée la plus étrange sur ce sujet, et comme il n'y a rien qui n'ait été dit par quelque médecin, ainsi que par quelque philosophe, on a conseillé d'opposer aux miasmes de la peste ceux de la putréfaction, c'est-à-dire de laisser soigneusement les cadavres se putréfier au lieu de les ensevelir; d'y ajouter même des cadavres d'animaux. Étrange procédé de désinfection !

L'emploi de la poudre à canon est plus rationnel; mais il ne faut pas compter sur de grands effets, et peut-être Mertens ac-cueille-t-il trop facilement le récit de ce général russe, qui, ayant assiégé et bombardé toute une nuit la ville de Bender où régnait la peste, entra le matin dans la ville désinfectée.

L'usage des acides et du vinaigre en particulier s'est glissé, dans le traitement de la peste. Il appartenait primitivement au traitement de la variole et des autres fièvres.

Le *parfum* usité à Marseille, date du temps de la polyphar-macie; le soufre qui devrait en faire la base, se trouve perdu

dans le grand nombre de substances qu'on y fait entrer. Le
haut prix de ces fumigations est un autre inconvénient.

Les acides nitrique et muriatique, le chlore et les chlorures
ont été successivement prônés. Smith ne craignait pas
d'attribuer la cessation de l'épidémie de l'Andalousie,
en 1800, à ces fumigations nitriques employées seulement
lorsqu'elle commençait à décliner. Reconnaissant les inconvéniens de toutes ces substances. MM. Arejula et Keraudren, etc. préfèrent les fumigations sulfureuses, qu'avait déjà
adoptées Mead. C'est le moyen le plus simple et le plus
anciennement connu; Ulysse, dans Homère, désinfecte sa
maison par les fumigations sulfureuses :

Οἶσε θέειον, γρηΰ, κακῶν ἄκος, οἶσε δέ μοι πῦρ
Ὄφρα θεειώσω μέγαρον.

(Oδυςς., XXII, 428) (1).

Faudrait-il aussi sur le fonds de ces institutions en revenir
à la sécurité des anciens conservée par les Orientaux? Dans
l'Orient la peste, et dans l'Occident les lazarets, voilà sans
doute une bizarrerie; mais est-ce nous qu'il faut en accu-
ser ou bien l'incurie des Orientaux, cette incurie si bien
comprise par Hippocrate (2), à laquelle les missionnaires et
les voyageurs ont donné le nom de *fatalisme?* Les anciens
n'auraient-ils pu méconnaitre la contagion, lorsqu'elle existait, comme on a pu la supposer quand elle n'existait pas?
La maladie que rapportèrent les compagnons de Christophe
Colomb fut attribuée *à la terre.*

Au milieu de tant de doutes fatigans, il ressort un fait : c'est
que l'idée de la contagion a été grossie par la terreur.

(1) Θέειον δὲ θυμιάματος εἶδος καθαίρειν δοκοῦντος τοὺς μιασμούς.
Eustathe. On lit aussi dans Théocrite, Idyll. XVII, v. 94 : Καθαρῷ δὲ
πυρώσατε δῶμα θεείω.

(2) *Voy.* Hippocr., *des airs, des eaux, des lieux.* Les contrées où les
saisons sont uniformes, etc., etc.

Bien que l'appréciation des institutions sanitaires soit liée avec celle de la contagion, on n'attend pas sans doute ici l'examen de cette question tout entière. Sous le rapport pratique, il faudrait plutôt défendre à quiconque n'a pas vu la peste et la fièvre jaune de parler de ces affections ; et sous le rapport historique et littéraire, si cette matière n'était pas à jamais inextricable, ce serait au moins l'objet d'un travail, réservé à la maturité de l'âge et du savoir, et trop vaste pour devenir l'accessoire du sujet qui m'est imposé.

Au reste, puisque la question de la contagion n'est pas décidée, celle des lazarets l'est. Il n'y a pas à hésiter ; et quelques vues d'économie ne doivent pas l'emporter sur la possibilité d'événemens désastreux.

Quand même on parviendrait à démontrer que la contagion est chimérique, les cordons seraient encore utiles, non plus pour empêcher de sortir des villes infectées, mais pour empêcher d'y pénétrer.

De même que tout conspirait il y quelques siècles en faveur de l'idée de la peste, de même aussi tout semble se réunir aujourd'hui contre les idées de contagion. Ces symptômes, d'après les lois qui président au cours des opinions humaines, semblent indiquer une opinion qui finit. Que l'esprit d'opposition, toujours généreux, respecte ces institutions consacrées à la santé. N'est-il pas d'autre économie à réclamer ? N'est-il pas de réforme plus urgente ?

Je ne m'étendrai pas davantage sur un sujet ingrat. Cette mince dissertation eût pu s'enfler de citations nombreuses, mais je professe le mépris du *germanisme,* de cette littérature où le XVe siècle se survit. En vain Sprengel, par exemple, hérisse son histoire de la médecine de citations ; on reconnaît plus d'une fois qu'il n'a point ouvert le livre dont il parle. Freind au contraire ne cite guères, mais il a lu ; surtout il a médité, et il apprécie. Je sais quel peut être le résultat de ces méthodes diverses, et qu'on dit *le savant Sprengel ;* mais c'est Freind que je veux prendre pour modèle. Je n'ai point voulu entasser, mais choisir et rejeter ; et je ne reconnais plus la science si on la dépouille de l'attribut qu'elle reçut en naissant chez les Égyptiens, le CRIBLE (1), qui sépare ce qu'il faut apprendre de ce qu'il faut oublier :

Τας μεν αποδιδαξαι, νασδε διδαξαι.

HIPP., *des Fractures.*

(1) « Suivant Horapollo, les Égyptiens représentaient la science par un *crible*, de l'encre et un roseau : on écrit avec le roseau et l'encre; *quant au crible, il indique que ceux dont la subsistance est assurée peuvent seuls se consacrer aux sciences.* » ! K. Sprengel, *Hist. de la Méd.*, t. I, p. 24.

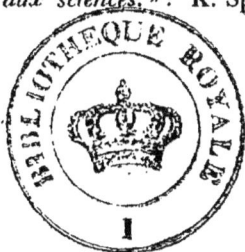

EVERAT, IMPRIMEUR, RUE DU CADRAN N° 16.

www.ingramcontent.com/pod-product-compliance
Lightning Source LLC
Chambersburg PA
CBHW071352200326
41520CB00013B/3203